D1376267

Guide des hydrates de carbone

POUR PLUS DE 500 ALIMENTS et du

cholestérol

Données de catalogage avant publication (Canada)

Larocque, Maurice, D^r

    Guide des hydrates de carbone et du cholestérol

    Nouv. éd.
    Publ. à l'origine dans la coll.: Collection Guides pratiques.
    c1989.

    ISBN 2-7640-0265-3

    1. Aliments - Teneur en glucides - Tables. 2. Aliments - Teneur en cholestérol - Tables. 3. Régimes pauvres en glucides - Recettes. 4. Régimes pauvres en cholestérol - Recettes. I. Titre.

RM237.73L37 1998   613.2'83   C98-940456-0

LES ÉDITIONS QUEBECOR
7, chemin Bates
Outremont (Québec)
H2V 1A6
Téléphone: (514) 270-1746

© 1998, Les Éditions Quebecor

Bibliothèque nationale du Québec
Bibliothèque nationale du Canada
ISBN 2-7640-0265-3

Éditeur: Jacques Simard
Coordonnatrice à la production: Dianne Rioux
Conception de la page couverture: Bernard Langlois
Impression: Imprimerie L'Éclaireur

Tableaux reproduits avec la permission du Ministre des Approvisionnements et Services Canada, 1989.

Guide des hydrates de carbone et du cholestérol

DOCTEUR MAURICE LAROCQUE

POUR PLUS DE 500 ALIMENTS

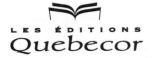

LES ÉDITIONS
Quebecor

PRÉFACE

À l'aube du XXIe siècle, l'espérance de vie du Québécois n'a jamais été aussi élevée. À la naissance, les Québécoises ont une espérance de vie totale de 79,5 ans tandis que les hommes ont une espérance de vie de 72,1 ans.

Cependant l'espérance de vie EN BONNE SANTÉ est de 10 ans moindre, soit respectivement 68,7 et 64 ans.

Lorsque nous analysons les maladies les plus meurtrières, nous nous rendons compte que 90 % des décès sont dus à des maladies qui auraient pu être repoussées à beaucoup plus tard ou tout simplement évitées. C'est ainsi que 83 % des décès causés par les maladies cardio-vasculaires, les cancers, la cirrhose du foie et le diabète avant l'âge de 65 ans sont tout à fait inutiles et pourraient être repoussés à beaucoup plus tard.

Un des facteurs les plus importants est l'ALIMENTATION. Les recherches récentes dans ce domaine démontrent que l'alimentation est responsable de près du tiers de ces décès.

Ce livret a pour but de vous fournir un outil simple et indispensable pour vous aider à bien équilibrer votre alimentation en tenant compte de vos besoins personnels et de deux nutriments importants pour votre santé: les hydrates de carbones (sucre) et le cholestérol.

Ce livret s'adresse non seulement aux personnes qui ont un problème d'excès de poids, de cholestérol et de triglycérides élevés, et de diabète mais aussi à tous ceux et celles qui ont le goût de vivre en bonne santé le plus longtemps possible et de prévenir la maladie.

Pour établir vos besoins en calories, faites le calcul suivant:

Pour femme:

Votre poids-santé
idéal x 12 (si vous êtes sédentaire);
   x 14 (si vous êtes modérément active physiquement),
   x 16 (si vous faites près d'une heure d'exercice physique assez intense par jour),

   pour obtenir le nombre de calories par jour (n.c.p.j.) dont vous avez besoin pour maintenir votre poids-santé.

Pour homme:

Votre poids santé
idéal x 14 (si vous êtes sédentaire),
   x 16 (si vous êtes modérément actif physiquement),
   x 18 (si vous faites près d'une heure d'exercice physique assez intense par jour),

   pour obtenir le nombre de calories par jour (n.c.p.j.) dont vous avez besoin pour maintenir votre poids-santé.

La répartition de vos calories par jour devrait se faire de la façon suivante:

Hydrates de carbone (sucre surtout de type complexe, c'est-à-dire non raffiné) = 55 %.

Protéines = 15 % (devraient être augmentées si vous suivez un régime. Voir votre médecin).

Gras = 30 %.

VOS BESOINS EN HYDRATES DE CARBONE

Prenez maintenant votre n.c.p.j. multipliez-le par 55 puis divisez-le par 100, vous obtiendrez le nombre de calories par jour en hydrates de carbone dont vous avez besoin.

Il y a 4 calories par gramme d'hydrate de carbone.

Divisez votre dernière réponse par 4 et vous obtiendrez le nombre de grammes d'hydrates de carbone dont vous avez besoin par jour pour être en bonne santé.

Vous n'avez plus maintenant qu'à additionner le nombre de grammes d'hydrates de carbone que vous consommez en vous référant à ce guide et à ne pas dépasser vos besoins.

Les hydrates de carbone sont très importants pour votre santé: ils vous fournissent l'énergie, les fibres alimentaires et une importante partie des vitamines et sels minéraux dont vous avez besoin.

Chaque jour, choisissez-les parmi CHACUN des types d'aliments suivants:

SOURCE	NOMBRE MINIMUM de PORTIONS PAR JOUR
Fruits frais	4
Céréales et pains (grains entiers)	4
Légumes	4
Légumineuses	1

VOS BESOINS
EN PROTÉINES

Ils se situent pour une femme à environ 48 grammes par jour et pour un homme à environ 60 grammes.

Un maximum de 200 grammes (7 onces) de viande, poisson ou poulet par jour couvrent tous ces besoins.

Si vous consommez des produits laitiers, oeufs, fromages et légumineuses, diminuez votre portion de viande en conséquence.

Une alimentation VARIÉE, c'est la clé du sucès.

En tenant compte de la quantité de cholestérol contenue dans ces aliments et en ne dépassant pas autant que possible 300 mg de cholestérol par jour, vous aurez une alimentation équilibrée et vos besoins en gras seront automatiquement couverts.

Les premiers jours, vous prendrez quelques minutes supplémentaires pour bien analyser et équilibrer votre menu, mais votre santé en vaut la peine.

Aliment	Unité de mesure	Poids (g)	Hydrates de carbone (g)	Cholestérol (mg)
A				
Abricots: *crus (26 fruits entiers par kg)*	3	114	**14**	*0*
Abricots: *en conserve, sirop épais*	250 ml	273	**60**	*0*
Agneau cuit: *côtelette épaisse grillée avec os maigre et gras (désossée)*	1 côtelette	112	**0**	*110*
Agneau cuit: *côtelette épaisse grillée avec os maigre seulement*	1 côtelette	74	**0**	*74*
Amandes: *écalées, entières*	125 ml	75	**15**	—
Ananas: *crus, en cubes*	250 ml	148	**21**	*0*
Ananas: *en conserve, dans l'eau, en morceaux*	250 ml	258	**26**	*0*
Ananas: *en conserve, dans sirop épais, non égouttés, broyés*	250 ml	274	**53**	*0*
Ananas: *en conserve dans sirop épais, non égouttés, en tranches*	1 tranche	122	**24**	*0*
Ananas: *jus, en conserve, non enrichi*	250 ml	263	**36**	*0*

Aliment	Unité de mesure	Poids (g)	Hydrates de carbone (g)	Cholestérol (mg)
Anchois	3 filets	12	**tr***	—
Arachides: *grillées, salées (moitiés)*	125 ml	75	**14**	—
Arachides: *beurre d'-*	15 ml	16	**3**	—
Arachides: *enrobées de chocolat*		30	**11**	—
Asperges vertes: *en conserve, égouttées*	250 ml	153	**9**	*0*
Asperges vertes: *fraîches, cuites, égouttées (morceaux 3-5 cm)*	250 ml	153	**5**	*0*
Asperges vertes: *pointes (1 cm diam.)*	4 pointes	60	**2**	*0*
Aubergine: *cuite*	250 ml	211	**8**	*0*
Avocats: *crus, fruits entiers Californie (8 cm diam.)*	1	284	**13**	*0*
Avocats: *crus, fruits entiers Floride (9 cm diam.)*	1	454	**27**	*0*

B

Aliment	Unité de mesure	Poids (g)	Hydrates de carbone (g)	Cholestérol (mg)
Babeurre	250 ml	258	**12**	*10*
Bacon de dos: *tranché*	1 tranche	21	**tr**	—
Bacon de flanc: *frit*	2 tranches	15	**tr**	—

* tr = trace

Aliment	Unité de mesure	Poids (g)	Hydrates de carbone (g)	Cholestérol (mg)
Banane: *fruit entier (18-20 cm)*	1	175	**26**	*0*
Bâtonnet à la crème gla-cée, recouvert de chocolat	1 bâtonnet	60	**16**	—
Beigne-gâteau: *(8 cm diam.)*	1 beigne	32	**16**	—
Betteraves: *cuites, tranchées*	250 ml	179	**13**	*0*
Betteraves: *en conserve, égouttées*	250 ml	175	**15**	*0*
Betteraves: *feuilles, cuites et égouttées*	250 ml	153	**5**	*0*
Beurre: *carré*	5 ml	5	**tr**	*11*
Beurre: *cuillerée à table*	15 ml	14	**tr**	*31*
Beurre: *tasse*	250 ml	238	**tr**	*521*
Bifteck, grillé: *(10½ cm x 5 ½ cm x 6mm) assez gras, tel la surlonge, maigre et gras*	1 tranche	90	**0**	*85*
Bifteck, grillé: *maigre seu-lement*	1 tranche	90	**0**	*85*
Bifteck, grillé: *assez mai-gre, tel la ronde, maigre et gras*	1 tranche	90	**0**	*82*

Aliment	Unité de mesure	Poids (g)	Hydrates de carbone (g)	Cholestérol (mg)
Biscuits: *à la farine d'avoine, «Dad's»*	1	19	**13**	—
Biscuits: *à la guimauve, enrobés de chocolat*	1	19	**14**	—
Biscuits: *à la poudre à pâte (5 cm diam.)*	1	28	**13**	—
Biscuits aux figues (préparation commerciale)	1	14	**11**	—
Biscuits: *avec brisures de chocolat (préparation commerciale)*	1	10	**7**	—
Biscuits: *avec brisures de chocolat (préparation maison)*	1	10	**6**	—
Biscuits: *«Graham» (carré de 6 cm)*	4	28	**21**	—
Biscuits: *négrillons maison, «Brownies»*	1	20	**10**	*17*
Biscuits: *«Arrowroot» ou petit-beurre*	1	5	**4**	—
Biscuits: *sandwich, au chocolat ou à la vanille (préparation commerciale)*	1	10	**7**	—
Bleuets: *crus*	250 ml	148	**22**	*0*

Aliment	Unité de mesure	Poids (g)	Hydrates de carbone (g)	Cholestérol (mg)
Boeuf: *à ragoût, braisé ou bouilli (6 cm x 6 cm x 2 cm) maigre et gras*	1 tranche	90	**0**	**82**
Boeuf: *à ragoût, braisé ou bouilli (6 cm x 6 cm x 2 cm) maigre seulement*	1 tranche	90	**0**	**82**
Boeuf: *coeur de-, braisé (8 cm diam. x 8 cm)*	appr. ⅓ coeur	90	**1**	**247**
Boeuf: *foie de-, frit (8 cm x 6 cm x 6 mm)*	3 tranches	90	**5**	**394**
Boeuf: *haché, grillé (8 cm diam. x 1 ½ cm) mi-maigre*	1 galette	90	**0**	**85**
Boeuf: *langue de-, braisée (8 cm x 5 cm x 4 mm)*	4 tranches	90	**tr**	**—**
Boeuf: *rognons de-, cuits (8 cm x 6 cm x 6 mm)*	3 tranches	90	**1**	**724**
Boeuf: *rôti de-, au four, sans jus (10 ½ cm x 5 ½ cm x 6 mm) assez gras, tel les côtes: maigre et gras*	2 tranches	90	**0**	**85**
Boeuf: *rôti de-, au four, sans jus (10 ½ cm x 5 ½ cm x 6 mm) maigre seulement*	2 tranches	90	**0**	**85**

Aliment	Unité de mesure	Poids (g)	Hydrates de carbone (g)	Cholestérol (mg)
Boeuf: *rôti de-, assez maigre, tel la croupe, maigre et gras*	2 tranches	90	**0**	*82*
Boeuf: *rôti de-, maigre seulement*	2 tranches	90	**0**	*82*
Boeuf: *en conserve, salé, mi-maigre (8 cm x 5 cm x 1 cm)*	2 tranches	90	**0**	—
Boeuf: *en conserve, hachis de boeuf salé, avec pommes de terre*	250 ml	231	**25**	—
Boissons: *à saveur de fruits, cristaux enrichis de vitamine C et dilués, toutes saveurs*	250 ml	262	**37**	*0*
Boissons: *à saveur de fruits, en conserve ou embouteillées, enrichies de vitamine C, toutes saveurs*	250 ml	264	**37**	*0*
Boissons alcooliques:				
Bière	1 bouteille	360	**14**	*0*
Vin sec	105 ml	100	**4**	—
Vin sucré	105 ml	100	**8**	—
Bonbons: *durs, 15,5 g*	6 bonbons	30	**28**	—
Boudin (10 cm)	1 bout	60	**0**	—

Aliment	Unité de mesure	Poids (g)	Hydrates de carbone (g)	Cholestérol (mg)
Bretzel: *anneaux*	1	16	**12**	—
Bretzel: *bâtonnets*	5	3	**2**	—
Brioche: *à la cannelle*	1 brioche	50	**26**	—
Brocoli: *cuit, égoutté, tiges coupées en morceaux de 1 cm*	250 ml	164	**7**	*0*
Brocoli: *cuit, égoutté, tiges et fleurs, de grosseur moyenne*	1 tige	180	**8**	*0*

C

Aliment	Unité de mesure	Poids (g)	Hydrates de carbone (g)	Cholestérol (mg)
Cacao (lait entier)	250 ml	264	**27**	*34*
Café: *instantané, dilué*	250 ml	235	**1**	*0*
Canneberges: *entières, crues*	250 ml	100	**11**	*0*
Canneberges: *cocktail de-, jus*	250 ml	264	**44**	*0*
Canneberges: *en conserve, sauce, sucrée, coulée*	250 ml	292	**90**	*0*
Cantaloup: *fruit entier, moyen (10 cm diam.), cru*	½	385	**14**	*0*
Caramels: *ordinaires ou au chocolat*	3 caramels	30	**22**	—

Aliment	Unité de mesure	Poids (g)	Hydrates de carbone (g)	Cholestérol (mg)
Carottes: *crues, entières (2 ½ cm diam. x 14 cm)*	1	50	**5**	*0*
Carottes: *cuites, en dés*	250 ml	153	**11**	*0*
Carottes: *en conserve, purée pour bébés*		30	**2**	*0*
Carottes: *râpées*	250 ml	116	**12**	*0*
Carthame: *graines de-, sèches*	125 ml	58	**7**	—
Céleri: *cru, en dés*	250 ml	106	**4**	*0*
Céleri: *cru, tige extérieure (20 x 4 cm)*	1 tige	40	**2**	*0*
Céleri: *cuit, en dés*	250 ml	133	**4**	*0*
Céréales: *avoine, blé et maïs, «Lucky Charms»*	200 ml	24	**19**	—
Céréales: *avoine, soufflée, avec ou sans maïs, «Cheerios»*	250 ml	26	**18**	—
Céréales: *avoine, soufflée, présucrée, «Alphabits»*	250 ml	29	**23**	—
Céréales: *gruau d'avoine, cuit*	125 ml	125	**12**	—
Céréales: *gruau d'avoine, sec, instantané*	1 env.	28	**19**	—
Céréales: *gruau d'avoine, sec, régulier, ou à cuisson rapide*	125 ml	42	**29**	—

Aliment	Unité de mesure	Poids (g)	Hydrates de carbone (g)	Cholestérol (mg)
Céréales: *blé entier,* «Shreddies»	200 ml	34	**28**	—
Céréales: *blé filamenté*	1 biscuit	25	**18**	—
Céréales: *blé soufflé*	250 ml	16	**13**	—
Céréales: *blé soufflé, présucré,* «Sugar Crisp»	250 ml	19	**17**	—
Céréales: *flocons de blé,* «Grapenuts», «Pep», «Wheaties»	200 ml	30	**24**	—
Céréales: *germe de blé*	15 ml	5	**3**	—
Céréales: *semoule à cuisson rapide, cuite, enrichie,* (crème de blé)	125 ml	129	**11**	—
Céréales: *semoule à cuisson rapide, cuite, non enrichie*	125 ml	129	**11**	—
Céréales: *granola*	125 ml	65	**34**	—
Céréales: *flocons de maïs* «Cornflakes»	200 ml	18	**15**	—
Céréales: *flocons de maïs, enrobés de sucre* «Frosted Flakes»	200 ml	24	**22**	—
Céréales: *maïs, avoine et blé* «Fruit Loops»	200 ml	21	**18**	—

Aliment	Unité de mesure	Poids (g)	Hydrates de carbone (g)	Cholestérol (mg)
Céréales: *maïs et avoine «Captain Crunch», «Franken Berry»*	250 ml	19	**16**	—
Céréales: *maïs soufflé, présucré «Sugar Pops»*	250 ml	30	**27**	—
Céréales: *cuites, «Red River»*	125 ml	125	**12**	—
Céréales: *flocons de riz*	200 ml	21	**18**	—
Céréales: *riz «Rice Krispies»*	250 ml	16	**14**	—
Céréales: *riz, avoine, blé et maïs «Special K»*	250 ml	16	**11**	—
Céréales: *riz soufflé, présucré*	250 ml	16	**14**	—
Céréales: *son «All Bran»*	200 ml	31	**24**	—
Céréales: *flocons de son, blé entier*	200 ml	31	**25**	—
Céréales: *flocons de son, blé entier avec raisins*	200 ml	35	**28**	—
Cerises: *crues, sucrées*	250 ml	137	**24**	*0*
Cerises: *en conserve, rouges, sures, dénoyautées, dans l'eau*	250 ml	257	**27**	*0*
Champignons: *crus, tranchés*	250 ml	100	**4**	*0*
Champignons en conserve, non égouttés	250 ml	257	**6**	*0*

Aliment	Unité de mesure	Poids (g)	Hydrates de carbone (g)	Cholestérol (mg)
Champignons: *frais, de grosseur moyenne, sautés*	4	70	**3**	—
Chili con carne: *en conserve avec haricots*	250 ml	264	**32**	—
Chili con carne: *en conserve sans haricots*	250 ml	269	**16**	—
Chocolat: *à cuire, amer*		30	**8**	—
Chocolat: *à cuire, sucré*		30	**16**	—
Chocolat: *au lait*		30	**16**	—
Chocolat: *fudge au-*	1 carré	30	**21**	—
Chocolat: *«Caramilk», «Caravan»*		30	**20**	—
Chocolat: *«Oh Henry»*		30	**16**	—
Chocolat: *tablettes de-*		30	**17**	—
Chop suey: *avec viande*	250 ml	163	8	*42*
Chou pommé: *cru, râpé*	250 ml	95	5	*0*
Chou pommé: *cuit, râpé*	250 ml	179	6	*0*
Chou pommé: *rouge, râpé*	250 ml	74	5	*0*
Choucroute: *en conserve, non égouttée*	250 ml	248	9	*0*
Choux de Bruxelles: *cuits (8 par tasse)*	250 ml	164	**11**	*0*
Choux-fleurs: *crus*	250 ml	112	**6**	*0*

Aliment	Unité de mesure	Poids (g)	Hydrates de carbone (g)	Cholestérol (mg)
Choux-fleurs: *cuits*	250 ml	127	**5**	*0*
Chow mein: *au poulet, cuit, fait à la maison*	250 ml	184	**7**	*57*
Chow mein: *en conserve*	250 ml	184	**13**	*6*
Citron: *cru, fruit entier (5 ¼ cm diam.)*	1	110	**6**	*0*
Citron: *jus en conserve, non sucré*	250 ml	258	**20**	*0*
Citron: *frais*	250 ml	257	**21**	*0*
Citrouille: *en conserve*	250 ml	241	**19**	*0*
Cola	200 ml	197	**20**	*0*
Concombre: *cru, pelé, tranché (5 cm diam. x 3 mm)*	6 tranches	50	**1**	*0*
Confitures	15 ml	20	**14**	*0*
Cossetarde au four (voir Flan)				
Courge: *cuite, d'été, en dés*	250 ml	222	**7**	*0*
Courge: *d'hiver, en purée*	250 ml	216	**34**	*0*
Crabe: *en conserve, chair seulement*	½ boîte	90	**1**	*91*
Craquelins: *au fromage (5 cm diam.)*	4	12	**7**	—

Aliment	Unité de mesure	Poids (g)	Hydrates de carbone (g)	Cholestérol (mg)
Craquelins: *salés, «Soda» (carré de 5 cm)*	4	11	**8**	—
Crème: *moitié = moitié (10 % m.g.)*	250 ml	255	**11**	*94*
Crème: *moitié = moitié*	15 ml	15	**1**	*6*
Crème: *de table (18 % m.g.)*	250 ml	253	**9**	*167*
Crème: *de table*	15 ml	15	**1**	*10*
Crème: *à fouetter (35 % m.g.)*	250 ml	252	**7**	*345*
Crème: *à fouetter*	15 ml	15	**tr**	*21*
Crème: *fouettée en bombe*	15 ml	3	**tr**	*2*
Crème: *sure (12 % m.g.)*	250 ml	243	**10**	*92*
Crème: *sure*	15 ml	12	**1**	*5*
Crème glacée: *ferme, régulière, vanille (10 % m.g.)*	125 ml	70	**17**	*32*
Crème glacée: *riche (16 % m.g.)*	125 ml	78	**17**	*46*
Crêpe: *nature, avec lait et oeufs (10 cm diam.)*	1 crêpe	27	**6**	*20*
Crêpe: *sarrazin, avec lait et oeufs*	1 crêpe	27	**6**	*20*
Creton	15 ml	20	**tr**	—
Crevettes: *crues*	20 petites	100	**2**	*150*

Aliment	Unité de mesure	Poids (g)	Hydrates de carbone (g)	Cholestérol (mg)
Crevettes: *en conserve, chair seulement*	10 moyennes	30	**tr**	*45*
Crevettes: *frites, en pâte*	6 grosses	90	**9**	*135*
Crosses de fougère: *congelées, cuites*	250 ml	164	**5**	*0*
Croustilles: *moyennes (5 cm diam.)*	10	20	**10**	—

D

Aliment	Unité de mesure	Poids (g)	Hydrates de carbone (g)	Cholestérol (mg)
Dattes: *dénoyautées, coupées*	250 ml	188	**137**	*0*
Dattes: *carré aux-*	1 carré	90	**45**	—
Déjeuner instantané: *(lait entier)*	250 ml	314	**41**	—
Déjeuner instantané: *(en poudre)*	1 env.	37	**25**	—

E

Aliment	Unité de mesure	Poids (g)	Hydrates de carbone (g)	Cholestérol (mg)
Éclair au chocolat: *fourré de crème pâtissière*	1 éclair	110	**39**	—
Épinards: *crus, en morceaux*	250 ml	32	**1**	*0*

Aliment	Unité de mesure	Poids (g)	Hydrates de carbone (g)	Cholestérol (mg)
Épinards: *cuits*	250 ml	190	**6**	*0*
Épinards: *en conserve, égouttés*	250 ml	190	**6**	*0*
Egg rolls: *au porc*	2	146	**18**	—

F

Aliment	Unité de mesure	Poids (g)	Hydrates de carbone (g)	Cholestérol (mg)
Farine: *blé entier*	250 ml	127	**90**	—
Farine: *de blé, à gâteau*	250 ml	106	**78**	—
Farine: *de blé, tout usage*	250 ml	116	**82**	—
Farine: *de caroube*	250 ml	147	**119**	—
Farine: *de seigle*	250 ml	84	**65**	—
Farine: *de soya*	250 ml	92	**35**	—
Figues: *sèches (5 cm x 2 ½ cm)*	1	21	**15**	*0*
Flan: *cossetarde au four*	125 ml	131	**15**	—
Fondant (bonbon)		30	**25**	—
Fraises: *congelées*	1 boîte de 284 ml	284	**79**	*0*
Fraises: *crues, équeutées*	250 ml	157	**14**	*0*
Framboises: *congelées*	1 boîte de 284 ml	284	**70**	*0*
Framboises: *crues*	250 ml	130	**18**	*0*

Aliment	Unité de mesure	Poids (g)	Hydrates de carbone (g)	Cholestérol (mg)
Fricadelles de poisson	250 ml	188	**8**	—
Frites: *congelées, réchauffées (5 cm x 1 cm x 1 cm)*	10 morceaux	57	**19**	—
Frites: *en grande friture*	10 morceaux	57	**20**	—
Fromage: *à la crème*	15 ml	16	**tr**	*15*
Fromage: *fondu, pasteurisé*	15 ml	14	**1**	*8*
Fromage: *au lait écrémé*		45	**4**	—
Fromage: *bleu*		45	**1**	*34*
Fromage: *brick*		45	**1**	*42*
Fromage: *camembert*		45	**tr**	*32*
Fromage: *cheddar*		45	**1**	*47*
Fromage: *cheddar fondu*		45	**1**	*42*
Fromage: *cheddar râpé*	15 ml	7	**tr**	*7*
Fromage: *cottage à la crème (4 % m.g.)*	250 ml	237	**6**	*36*
Fromage: *cottage à la crème (2 % m.g.)*	250 ml	237	**9**	*19*
Fromage: *cottage, sans crème*	250 ml	211	**4**	*15*
Fromage: *mozzarrella*		45	**1**	*35*
Fromage: *parmesan, râpé*	15 ml	9	**tr**	*6*

Aliment	Unité de mesure	Poids (g)	Hydrates de carbone (g)	Cholestérol (mg)
Fromage: *suisse, domestique*		45	**2**	*41*
Fromage: *suisse, fondu*		45	**1**	*38*

G

Aliment	Unité de mesure	Poids (g)	Hydrates de carbone (g)	Cholestérol (mg)
Gâteau maison: *aux fruits, tranche 1/30 d'un gâteau de 20 cm*	1 tranche	15	**9**	*7*
Gâteau maison: *blanc avec glace blanche, bouillie, tranche 1/9 d'un gâteau de 23 cm carré*	1 tranche	114	**71**	—
Gâteau maison: *blanc, sans glace, tranche 1/9 d'un gâteau de 23 cm carré*	1 tranche	86	**48**	—
Gâteau maison: *Boston, tranche 1/12 d'un gâteau de 20 cm diam.*	1 tranche	69	**34**	—
Gâteau maison: *éponge, (de Savoie), tranche 1/12 d'un gâteau de 25 cm diam.*	1 tranche	66	**36**	*162*
Gâteau maison: *jaune (étagé), avec glace au chocolat, tranche 1/16*				

Aliment	Unité de mesure	Poids (g)	Hydrates de carbone (g)	Cholestérol (mg)
d'un gâteau de 23 cm diam.	1 tranche	75	**45**	*33*
Gâteau maison: *jaune (étagé), sans glace*, tranche 1/16 d'un gâteau de 23 cm diam.	1 tranche	54	**32**	—
Gâteau maison: *quatre-quarts, «Pound Cake»*, tranche 1 cm d'épaisseur	1 tranche	30	**14**	—
Gâteau commercial: *blanc, étagé, avec glace au chocolat*, tranche 1/16 d'un gâteau de 23 cm diam.	1 tranche	71	**45**	*1*
Gâteau commercial: *des anges*, tranche 1/12 d'un gâteau de 25 cm diam.	1 tranche	53	**32**	*0*
Gâteau commercial: *du diable, étagé, avec glace au chocolat*, tranche 1/16 d'un gâteau de 23 cm diam.	1 tranche	69	**40**	*33*
Gâteau: *pain d'épices*, tranche 1/9 d'un gâteau de 20 cm carré	1 tranche	63	**32**	*tr*
Gâteau: *petit-*, 6 cm diam.	1 gâteau	35	**20**	*17*
Gaufres: *mélange, avec oeufs et lait (18 cm diam.)*	1 gaufre	75	**28**	*45*

Aliment	Unité de mesure	Poids (g)	Hydrates de carbone (g)	Cholestérol (mg)
Gélatine: *dessert à la-, préparé avec de l'eau, «Jello»*	125 ml	127	**20**	*0*
Gélatine: *en poudre nature*	1 env.	7	**0**	—
Gélatine: *en poudre pour dessert, «Jello»*	1 paquet	85	**75**	*0*
Ginger ale	200 ml	195	**15**	*0*
Glace à gâteau: *au chocolat, lait et matières grasses*	250 ml	290	**195**	—
Glace à gâteau: *blanche, cuite*	250 ml	99	**80**	—
Glace à gâteau: *fondant crémeux, eau, préparation commerciale*	250 ml	258	**193**	—
Gomme à mâcher	1 morceau	2	**2**	—
Graines: *sèches, de citrouille, courge*	125 ml	58	**9**	—
Graines: *sèches, décortiquées, de sésame*	125 ml	58	**10**	—
Graines: *sèches, de tournesol*	125 ml	58	**12**	—
Grains: *d'orge, blanc, non cuit*	125 ml	106	**84**	—
Graisses de cuisson: *végétales*	250 ml	211	**0**	—

Aliment	Unité de mesure	Poids (g)	Hydrates de carbone (g)	Cholestérol (mg)
Graisses de cuisson: *végétales*	15 ml	13	**0**	—
Graisses de cuisson: *saindoux*	250 ml	216	**0**	*205*
Graisses de cuisson: *saindoux*	15 ml	13	**0**	*12*
Guimauves *(1 = 8 g)*	4 gui-mauves	30	**23**	—

H

Haricots secs: *blancs, cuits, égouttés*	250 ml	190	**40**	—
Haricots secs: *blancs, en conserve, solides et liquide avec lard et sauce tomate*	250 ml	269	**52**	—
Haricots secs: *blancs, en conserve, solides et liquide avec saucisses fumées (tranchées)*	250 ml	269	**34**	—
Haricots secs: *de Lima, cuits, égouttés*	250 ml	179	**36**	*0*
Haricots secs: *de soya, cuits, égouttés*	250 ml	158	**17**	*0*

Aliment	Unité de mesure	Poids (g)	Hydrates de carbone (g)	Cholestérol (mg)
Haricots secs: *de soya, en conserve, égouttés*	250 ml	158	**12**	*0*
Haricots secs: *jaunes, cuits, égouttés*	250 ml	132	**6**	*0*
Haricots secs: *jaunes, en conserve, égouttés*	250 ml	132	**7**	*0*
Haricots secs: *rouges, cuits, égouttés*	250 ml	269	**44**	*0*
Haricots secs: *verts, cuits, égouttés*	250 ml	132	**7**	*0*
Haricots secs: *verts, en conserve, égouttés*	250 ml	132	**7**	*0*
Homard: *bouilli (30 ml beurre)*	1 homard	454	**1**	*456*
Homard: *en conserve*	125 ml	90	**tr**	*77*
Huile: *d'arachide*	250 ml	232	**0**	—
Huile: *d'arachide*	15 ml	14	**0**	—
Huile: *de colza*	250 ml	232	**0**	*5*
Huile: *de colza*	15 ml	14	**0**	*tr*
Huile: *de maïs*	250 ml	232	**0**	*tr*
Huile: *de maïs*	15 ml	14	**0**	*tr*
Huile: *d'olive*	250 ml	232	**0**	—
Huile: *d'olive*	15 ml	14	**0**	—
Huile: *de soya*	250 ml	232	**0**	—

Aliment	Unité de mesure	Poids (g)	Hydrates de carbone (g)	Cholestérol (mg)
Huile: *de soya*	15 ml	14	**0**	—
Huile: *de tournesol*	250 ml	232	**0**	*tr*
Huile: *de tournesol*	15 ml	14	**0**	*tr*
Huîtres: *crues, chair seulement*	3 petites	30	**1**	*15*

J

Jambon: *rôti, maigre et gras (10 ½ cm x 5 ½ cm x 6 mm)*	2 tranches	90	**0**	*79*
«Jello» (voir Gélatine)				
«Jelly beans»		30	**26**	—
Jujubes	24 jujubes	30	**25**	—
Jus de légumes: *en conserve, non enrichi*	250 ml	256	**9**	*0*

K

Ketchup	15 ml	15	**4**	—

L

Lagopède: *cru*		90	**0**	—

Aliment	Unité de mesure	Poids (g)	Hydrates de carbone (g)	Cholestérol (mg)
Lait: *au chocolat (partiellement écrémé)*	250 ml	264	**27**	*18*
Lait: *fouetté au chocolat*	350 ml		**66**	—
Lait: *fouetté, «shake», vanille, commercial*	250 ml	273	**48**	*33*
Lait: *malté*	250 ml	285	**29**	*40*
Lait: *de beurre*	250 ml	258	**12**	*10*
Lait: *de chèvre, entier*	250 ml	256	**11**	*28*
Lait: *entier (3,3 % m.g.)*	250 ml	257	**12**	*36*
Lait: *partiellement écrémé (2 % m.g.)*	250 ml	258	**12**	*21*
Lait: *écrémé*	250 ml	258	**13**	*5*
Lait: *condensé, sucré, non dilué*	250 ml	323	**176**	*110*
Lait: *en poudre, écrémé, reconstitué (25 g de poudre pour 250 ml de liquide)*	250 ml	258	**13**	*5*
Lait: *en poudre, entier*	15 ml	6	**2**	*6*
Lait: *évaporé, entier, non dilué*	250 ml	266	**27**	*77*
Lait: *évaporé, 2 % m.g., non dilué*	250 ml	266	**26**	*45*
Lait: *évaporé, écrémé, non dilué*	250 ml	269	**31**	*11*
Laitue: *en feuilles*	2 grandes	50	**2**	*0*

Aliment	Unité de mesure	Poids (g)	Hydrates de carbone (g)	Cholestérol (mg)
Laitue: *pommée, en morceaux*	250 ml	78	**2**	*0*
Lasagne: *congelée, cuite*		90	**9**	—
Lentilles: *cuites, égouttées*	250 ml	156	**30**	*0*
Levure: *de bière, sèche*	15 ml	8	**3**	—
Levure: *de boulangerie, granulée*	1 pqt	7	**3**	—
Lime: *jus frais*	250 ml	260	**23**	*0*
Lime: *jus en conserve, non sucré*	250 ml	260	**23**	*0*
Limonade: *congelée, concentrée, diluée avec 4 parties ⅓ d'eau*	250 ml	262	**30**	*0*
Luzerne: *germes de-, cuits*	250 ml	132	**4**	*0*

M

Aliment	Unité de mesure	Poids (g)	Hydrates de carbone (g)	Cholestérol (mg)
Macaroni: *cuit*	250 ml	148	**34**	—
Macaroni: *au fromage, cuit au four*	250 ml	231	**46**	*49*
Maïs sucré: *cuit, épi (4 ½ cm diam. x 13 cm de long)*	1 épi	140	**16**	*0*
Maïs sucré: *en conserve, en crème*	250 ml	243	**49**	*0*

Aliment	Unité de mesure	Poids (g)	Hydrates de carbone (g)	Cholestérol (mg)
Maïs sucré: *en conserve, en grains, égouttés*	250 ml	175	**34**	*0*
Maïs soufflé: *avec huile et sel*	250 ml	9	**5**	—
Maïs soufflé: *présucré*	250 ml	37	**32**	—
Mangue: *crue, pelée*	1	200	**34**	*0*
Margarine: *avec mention d'acides gras sur l'étiquette*	250 ml	238	**1**	—
Margarine: *avec mention d'acides gras sur l'étiquette*	15 ml	14	**tr**	—
Margarine: *régulière, sans mention d'acides gras sur l'étiquette*	250 ml	238	**1**	—
Margarine: *régulière, sans mention d'acides gras sur l'étiquette*	15 ml	14	**tr**	—
Marinades: *à l'aneth (10 cm x 4 ½ cm)*	1	135	**3**	*0*
Marinades: *assorties, sucrées*	2	20	**1**	*0*
Marinades: *cornichons (7 cm x 2 cm)*	1	20	**7**	*0*
Marinades: *«Relish», sucrées*	15 ml	13	**3**	*0*

Aliment	Unité de mesure	Poids (g)	Hydrates de carbone (g)	Cholestérol (mg)
Mayonnaise	15 ml	14	**tr**	*10*
Mélasse: *de table*	15 ml	20	**13**	*0*
Mélasse: *noire*	15 ml	20	**11**	*0*
Melon d'eau: *entier, cru, pointe (10 cm x 20 cm), tranche (22 cm x 2 ½ cm), 1/16 d'un melon de 25 cm x 40 cm*	1 tranche	925	**27**	*0*
Menthes: *bonbons*		30	**25**	—
Miel: *liquide*	15 ml	21	**17**	*0*
Muffins: *au maïs, mélange, (8 cm diam.)*	1 muffin	40	**20**	*21*
Muffins: *au son (8 cm diam.)*	1 muffin	35	**14**	*21*
Muffins: *nature (8 cm diam.)*	1 muffin	40	**17**	*21*
Mûres: *crues*	250 ml	152	**20**	*0*

N

Aliment	Unité de mesure	Poids (g)	Hydrates de carbone (g)	Cholestérol (mg)
Navet: *cru, en tranches (9 cm x 1 cm)*	250 ml	140	**9**	*0*
Navet: *cuit, en dés*	250 ml	212	**16**	*0*
Nectarine: *crue, avec pelure (6 cm diam.)*	1	138	**24**	*0*

Aliment	Unité de mesure	Poids (g)	Hydrates de carbone (g)	Cholestérol (mg)
Noix de cajou: *grillées*	125 ml	74	**22**	—
Noix de coco: *râpée, séchée*	125 ml	33	**18**	—
Noix de Grenoble: *anglaises, hachées*	15 ml	8	**1**	—
Noix de Grenoble: *anglaises, moitiés*	125 ml	53	**8**	—
Noix du Brésil: *crues*	125 ml	69	**8**	—
Nouilles: *aux oeufs, cuites*	250 ml	169	**39**	*50*

O

Aliment	Unité de mesure	Poids (g)	Hydrates de carbone (g)	Cholestérol (mg)
Oeuf: *gros, brouillé, avec lait et beurre*	1 oeuf	64	**1**	*248*
Oeuf: *entier, sans coquille, frais ou à la coque*	1 oeuf	50	**1**	*274*
Oeuf: *blanc d'-*	1 blanc	33	**tr**	*0*
Oeuf: *jaune d'-*	1 jaune	17	**tr**	*274*
Oeuf: *frit*	1 oeuf	46	**1**	*246*
Oeuf: *succédané de-, congelé*	125 ml	126	**6**	*4*
Oignon: *cru (6 cm diam.)*	1	110	**10**	*0*
Oignon: *cuit*	250 ml	222	**15**	*0*
Oignon: *frit*	125 ml	226	**18**	—

Aliment	Unité de mesure	Poids (g)	Hydrates de carbone (g)	Cholestérol (mg)
Oignons verts: *(échalotes) petits, sans queue*	6	50	**5**	*0*
Olives: *noires, grosses*	2	10	**tr**	*0*
Olives: *vertes, moyennes*	4	16	**tr**	*0*
Oranges: *crues (6 ¼ cm diam.)*	1	180	**16**	*0*
Oranges: *jus, concentré, congelé, dilué avec 3 parties d'eau*	250 ml	263	**31**	*0*
Oranges: *jus, concentré, congelé, non dilué, 1 boîte de 178 ml*	1 boîte	213	**87**	*0*
Oranges: *jus en conserve, non sucré*	250 ml	263	**30**	*0*
Oranges: *jus frais, divers*	250 ml	262	**27**	*0*
Orange et pamplemousse: *jus, concentré, congelé, dilué avec 3 parties d'eau*	250 ml	262	**27**	*0*
Orange et pamplemousse: *jus, concentré, congelé, non dilué, 1 boîte de 178 ml*	1 boîte	210	**78**	*0*
Orange et pamplemousse: *jus en conserve, sucré*	250 ml	265	**37**	*0*

Aliment	Unité de mesure	Poids (g)	Hydrates de carbone (g)	Cholestérol (mg)
Orignal: *cru*		90	**0**	—
Ours polaire: *cru*		90	**0**	—
Ovaltine: *lait entier*	250 ml	228	**40**	*27*

P

Aliment	Unité de mesure	Poids (g)	Hydrates de carbone (g)	Cholestérol (mg)
Pacanes: *moitiés*	125 ml	57	**8**	—
Pain: *aux raisins (18 tranches)*	1 tranche	25	**13**	—
Pain: *blanc enrichi (24 tranches)*	1 tranche	30	**15**	—
Pain: *de blé concassé*	1 tranche	30	**15**	—
Pain: *de blé entier 60 %*	1 tranche	30	**15**	—
Pain: *de blé entier 100 %*	1 tranche	30	**14**	—
Pain: *«Pumpernickel» de seigle, foncé*	1 tranche	32	**17**	—
Pain: *de seigle, pâle*	1 tranche	30	**16**	—
Pain: *français*	1 tranche	34	**19**	—
Pain: *italien*	1 tranche	34	**19**	—
Pain: *à hamburger*	1 pain	60	**30**	—
Pain: *à hot-dog*	1 pain	50	**25**	—
Pain: *petit-*	1 pain	40	**24**	—

Aliment	Unité de mesure	Poids (g)	Hydrates de carbone (g)	Cholestérol (mg)
Pain: *toast Melba*	1 toast	4	**3**	—
Pain: *viennois*	1 tranche	34	**19**	—
Pain: *d'épices (voir Gâteau)*				
Pain de viande: *en conserve (8 cm x 5 cm x 1 cm)*	1 tranche	60	**1**	—
Pain de viande: *(10 cm x 8 cm x 9 mm)*	1 tranche	70	**11**	—
Pamplemousses: *entiers, crus, moyens (10 cm diam.) chair blanche*	½	241	**12**	*0*
Pamplemousses: *entiers, crus, moyens (10 cm diam.) chair rose*	½	241	**13**	*0*
Pamplemousses: *en conserve, sirop épais*	250 ml	264	**48**	*0*
Pamplemousses: *jus, concentré, congelé, non sucré, dilué avec 3 parties d'eau*	250 ml	261	**25**	*0*
Pamplemousses: *jus, concentré, congelé, non sucré, non dilué, 1 boîte de 178 ml*	1 boîte	207	**72**	*0*
Pamplemousses: *jus, en conserve, blanc non sucré*	250 ml	261	**25**	*0*

Aliment	Unité de mesure	Poids (g)	Hydrates de carbone (g)	Cholestérol (mg)
Pamplemousses: *jus, en conserve, blanc sucré*	250 ml	264	**34**	*0*
Pamplemousses: *jus, frais, blanc*	250 ml	260	**24**	*0*
Panais: *cuit*	250 ml	164	**24**	*0*
Papayes: *crues, pelées (9 cm diam.)*	1	304	**30**	*0*
Papayes: *en cubes (1 cm)*	250 ml	290	**30**	*0*
Pâté: *de foie*	15 ml	15	**tr**	—
Pâté: *à la volaille, cuit au four (10 cm diam.)*	1 pâté	227	**42**	*70*
Pâté: *au boeuf, cuit au four (10 cm diam.)*	1 pâté	227	**43**	*48*
Pâtisserie danoise: *sans apprêt (11 cm diam. x 2 ½ cm)*	1 pâtisserie	65	**30**	—
Pêches: *congelées, 1 boîte de 340 ml*	1 boîte	340	**77**	*0*
Pêches: *crues, entières, (5 cm diam.), moyennes, (8 par kg)*	1	114	**10**	*0*
Pêches: *crues, tranchées*	250 ml	177	**17**	*0*
Pêches: *en conserve, non égouttées, dans l'eau*	250 ml	258	**21**	*0*

Aliment	Unité de mesure	Poids (g)	Hydrates de carbone (g)	Cholestérol (mg)
Pêches: *en conserve, dans le sirop, (moitiés ou tranches)*	250 ml	271	**55**	*0*
Pêches: *sèches, cuites, non sucrées*	250 ml	285	**61**	*0*
Pêches: *sèches, non cuites*	250 ml	169	**115**	*0*
Persil: *cru, haché*	15 ml	4	**tr**	*0*
Piment: *doux, vert, (10 par kg), cru, sans graines*	1	74	**4**	*0*
Piment: *doux, vert, (10 par kg), cuit, bouilli, égoutté*	1	73	**3**	*0*
Piment: *fort, rouge, en poudre*	15 ml	15	**8**	*0*
Pizza: *à la saucisse (1/8 de pizza de 35 cm diam.)*	1 section	105	**31**	—
Pizza: *au fromage (1/8 de pizza de 35 cm diam.)*	1 section	75	**21**	—
Poires: *crues, fruit entier (8 cm x 6 cm diam.)*	1	182	**25**	*0*
Poires: *en conserve, non égouttées, dans le sirop (moitiés ou tranches)*	250 ml	269	**53**	*0*
Pois: *cassés, secs, cuits*	250 ml	263	**55**	*0*
Pois: *chiches, cuits*	250 ml	240	**38**	*0*

Aliment	Unité de mesure	Poids (g)	Hydrates de carbone (g)	Cholestérol (mg)
Pois: *verts, petits, cuits*	250 ml	169	**20**	*0*
Pois: *verts, petits, en conserve, égouttés*	250 ml	148	**21**	*0*
Pois: *verts, en conserve, purée pour bébés,*		30	**3**	*0*
Poisson: *bâtonnets décongelés, panés, cuits (appr. 30 g par bâtonnet)*	3 bâtonnets	90	**12**	—
Poisson: *brochet, rôti ou grillé (11 cm x 4 ½ cm x 6 mm)*	2 filets	90	**0**	—
Poisson: *corégone, «Whitefish», rôti, farci*		90	**5**	—
Poisson: *palourdes, en conserve, chair seulement (1 boîte = appr. 120 g)*	3/4 boîte	90	**2**	*116*
Poisson: *portions de-, en pâte, congelées, cuites (7 cm x 6 cm x 2 cm)*	1 portion	100	**13**	—
Poisson: *perche, panée, frite (17 cm x 4 ½ cm x 1 ½ cm)*	1 filet	90	**15**	—
Poisson: *sole, cuite à la vapeur (17 cm x 4 ½ cm x 1 ½ cm)*	1 filet	90	**0**	*45*

Aliment	Unité de mesure	Poids (g)	Hydrates de carbone (g)	Cholestérol (mg)
Pommes: *crues, entières (6 par kg, 6 cm diam.)*	1	150	**18**	*0*
Pommes: *en conserve, compote, non sucrée*	250 ml	257	**27**	*0*
Pommes: *en conserve, compote, sucrée*	250 ml	269	**64**	*0*
Pommes: *jus de-, vitaminé, en conserve*	250 ml	262	**32**	*0*
Pommes de terre: *douces (sucrées), cuites, moyennes (13 cm x 5 cm), au four, pelées après cuisson*	1	110	**36**	*0*
Pommes de terre: *douces (sucrées), bouillies, pelées après cuisson*	1	147	**39**	*0*
Pommes de terre: *douces (sucrées), glacées*	1	175	**60**	*0*
Pommes de terre: *douces, en conserve, sous vide*	250 ml	230	**57**	*0*
Pommes de terre: *moyennes (6 par kg), au four, en robe des champs*	1	100	**21**	*0*
Pommes de terre: *bouillies, moyennes (6 par kg), pelées après cuisson*	1	136	**23**	*0*

Aliment	Unité de mesure	Poids (g)	Hydrates de carbone (g)	Cholestérol (mg)
Pommes de terre: *bouillies, moyennes (6 par kg), pelées avant cuisson*	1	122	**18**	*0*
Pommes de terre: *croustilles, moyennes (5 cm diam.)*	10	20	**10**	—
Pommes de terre: *purée de-, avec lait*	250 ml	206	**26**	—
Pommes de terre: *purée de-, avec lait et beurre*	250 ml	206	**25**	—
Popsicle	1	95	**17**	—
Porc: *foie de-, frit (8 cm x 6 cm x 6 mm)*	3 tranches	90	**2**	*394*
Porc: *côtelette de-, épaisse, avec os (8 par kg), maigre et gras*	1 côtelette	66	**0**	*59*
Porc: *côtelette de-, épaisse, avec os (8 par kg), maigre*	1 côtelette	48	**0**	*42*
Porc: *côtes levées (longueur 4 ½ cm)*	6 côtes	45	**0**	—
Porc: *salé (7 cm x 5 cm x ½ cm)*	2 tranches	50	**0**	—
Porc: *rôti de-, au four, sans jus, (6 cm x 6 cm*				

Aliment	Unité de mesure	Poids (g)	Hydrates de carbone (g)	Cholestérol (mg)
x 6 mm) (77 % maigre, 23 % gras)	3 tranches	90	**0**	***80***
Porc: *rôti de-, au four, sans jus, maigre seulement*	3 tranches	90	**0**	***79***
Postum: *dilué*	250 ml	224	**2**	***0***
Pouding: *à l'amidon, cuit*	125 ml	131	**30**	—
Pouding: *à l'amidon, instantané*	125 ml	166	**41**	—
Pouding: *à l'amidon, prêt-à-servir*	1 boîte	142	**33**	—
Pouding: *au riz*	125 ml	102	**27**	—
Pouding: *au tapioca, instantané*	125 ml	111	**19**	—
Poudre pour boisson chocolatée: *avec poudre de lait écrémé*	25 ml	30	**20**	—
Poudre pour boisson chocolatée: *sans poudre de lait écrémé*	25 ml	30	**25**	—
Poulet: *foie de-, cuit*	3 foies	90	**3**	***671***
Poulet: *cuisse, frite, désossée*	1 cuisse	38	**tr**	***35***
Poulet: *poitrine, frite, désossée*	½ poitrine	76	**1**	***61***

Aliment	Unité de mesure	Poids (g)	Hydrates de carbone (g)	Cholestérol (mg)
Pruneaux: *cuits, non sucrés*	250 ml	285	**82**	*0*
Pruneaux: *jus, en conserve ou bouteille*	250 ml	270	**52**	*0*
Pruneaux: *entiers, non cuits*	4	32	**18**	*0*
Prunes: *entières, crues (4 cm diam.)*	1	60	**7**	*0*
Prunes: *en conserve, avec noyaux, fruit et sirop*	250 ml	270	**56**	*0*

R

Aliment	Unité de mesure	Poids (g)	Hydrates de carbone (g)	Cholestérol (mg)
Radis: *petits, sans feuilles*	4	40	**1**	*0*
Ragoût: *de boeuf et de légumes, en conserve*	250 ml	248	**15**	*35*
Ragoût: *de poisson*	250 ml	237	**11**	—
Ragoût: *irlandais*	250 ml	211	**11**	—
Raisins: *crus, canadiens, pelure non adhérente*	30	153	**24**	*0*
Raisins: *crus, européens, pelure adhérente*	250 ml	169	**26**	*0*

Aliment	Unité de mesure	Poids (g)	Hydrates de carbone (g)	Cholestérol (mg)
Raisins: *jus de-, concentré, congelé, sucré, dilué avec 3 parties d'eau*	250 ml	264	**35**	*0*
Raisins: *jus de-, concentré, congelé, sucré, non dilué, 1 boîte de 178 ml*	1 boîte	216	**97**	*0*
Raisins: *jus de-, en conserve ou bouteille*	250 ml	267	**44**	*0*
Raisins: *secs, dénoyautés, 1 boîte de 25 ml*	1 boîte	14	**11**	*0*
Raisins: *secs, dénoyautés, 1 tasse, pressés*	250 ml	174	**135**	*0*
Rhubarbe: *crue, en cubes*	250 ml	128	**5**	*0*
Rhubarbe: *cuite, avec sucre*	250 ml	287	**103**	*0*
Riz: *blanc à l'étuvée, cuit (50 ml sec)*	250 ml	169	**43**	—
Riz: *blanc, non enrichi, à grains courts, cuit (50 ml sec)*	250 ml	179	**53**	—
Riz: *blanc, non enrichi, frit, avec poulet*	250 ml	195	**43**	—
Riz: *brun, cuit (50 ml sec)*	250 ml	169	**45**	—
Riz: *frit au poulet, non enrichi*	250 ml	194	**43**	—
Rognons: *de porc, cuits (8 cm x 6 cm x 6 mm)*	3 tranches	90	**1**	*724*

Aliment	Unité de mesure	Poids (g)	Hydrates de carbone (g)	Cholestérol (mg)
Roulés: *de chou et viande*	2 roulés	206	**13**	—
Rutabagas (voir Navets)				

S

Aliment	Unité de mesure	Poids (g)	Hydrates de carbone (g)	Cholestérol (mg)
Salade: *de fruits, en conserve, dans le sirop*	250 ml	270	**53**	*0*
Salami: *cuit (11 cm diam. x 3 mm)*	1 tranche	28	**tr**	—
Salami: *sec (4 ½ cm diam. x 3 mm)*	1 tranche	5	**tr**	—
Sauce: *barbecue*	250 ml	264	**21**	—
Sauce: *béchamel, consistance moyenne*	250 ml	264	**23**	*34*
Sauce: *brune*	15 ml	18	**2**	—
Sauce: *à spaghetti, viande et tomates*	125 ml	140	**11**	—
Sauce: *tomates, en conserve*	50 ml	50	**4**	*0*
Sauce à salade: *au fromage bleu*	15 ml	15	**1**	—
Sauce à salade: *commerciale, type mayonnaise*	15 ml	15	**2**	*8*
Sauce à salade: *française, réduite en calories*	15 ml	16	**2**	—

Aliment	Unité de mesure	Poids (g)	Hydrates de carbone (g)	Cholestérol (mg)
Sauce à salade: *française, régulière*	15 ml	15	**2**	—
Sauce à salade: *mayonnaise*	15 ml	14	**tr**	*10*
Sauce à salade: *mayonnaise maison, cuite*	15 ml	16	**2**	—
Sauce à salade: *Mille-Îles*	15 ml	15	**2**	—
Saucisse: *fumée, cuite (10 par pqt)*	1 bout	50	**1**	*31*
Saucisson: *Braunschweiger (6 par pqt)*	1 tranche	28	**1**	—
Saucisson: *de Bologne (appr. 8 cm diam.)*	1 tranche	13	**tr**	—
Semoule: *de maïs, raffinée*	125 ml	73	**57**	—
Son: *de blé*	15 ml	4	**3**	—
«Shake and Bake»: *sec*	15 ml	6	**4**	—
Sirop: *de chocolat à consistance claire*	15 ml	19	**12**	—
Sirop: *de chocolat à consistance épaisse*	15 ml	19	**10**	—
Sirop: *d'érable*	15 ml	21	**13**	*0*
Sirop: *de table*	15 ml	21	**15**	*0*
Sorbet: *à l'eau*	1 boule	75	**25**	—
Sorbet: *au lait*	1 boule	75	**23**	—

Aliment	Unité de mesure	Poids (g)	Hydrates de carbone (g)	Cholestérol (mg)
Soupe: *déshydratée, préparée avec de l'eau, à l'oignon*	250 ml	252	**6**	—
Soupe: *déshydratée, préparée avec de l'eau, au poulet et nouilles*	250 ml	252	**8**	—
Soupe: *déshydratée, préparée avec de l'eau, aux tomates, légumes et nouilles*	250 ml	252	**13**	—
Soupe: *en conserve, condensée, prête-à-servir, préparée avec volume égal d'eau, aux pois*	250 ml	258	**22**	—
Soupe: *en conserve, condensée, prête-à-servir, préparée avec volume égal d'eau, boeuf et nouilles*	250 ml	253	**7**	—
Soupe: *en conserve, condensée, prête-à-servir, préparée avec volume égal d'eau, bouillon de boeuf ou consommé*	250 ml	253	**3**	—
Soupe: *en conserve, condensée, prête-à-servir, préparée avec volume égal d'eau, chaudrée de*				

Aliment	Unité de mesure	Poids (g)	Hydrates de carbone (g)	Cholestérol (mg)
palourdes «Manhattan» avec tomates, sans lait	250 ml	258	**13**	—
Soupe: *en conserve, condensée, prête-à-servir, préparée avec volume égal d'eau, crème de champignons*	250 ml	253	**11**	—
Soupe: *en conserve, prête-à-servir, préparée avec volume égal d'eau, crème de poulet*	250 ml	253	**8**	—
Soupe: *en conserve, condensée, prête-à-servir, préparée avec volume égal d'eau, crème de tomate*	250 ml	258	**17**	—
Soupe: *en conserve, condensée, prête-à-servir, préparée avec volume égal d'eau, haricots et lard*	250 ml	264	**23**	—
Soupe: *en conserve, condensée, prête-à-servir, préparée avec volume égal d'eau, légumes et boeuf*	250 ml	258	**11**	—
Soupe: *en conserve, condensée, prête-à-servir,*				

Aliment	Unité de mesure	Poids (g)	Hydrates de carbone (g)	Cholestérol (mg)
préparée avec volume égal d'eau, minestrone	250 ml	258	**15**	—
Soupe: *en conserve, condensée, prête-à-servir, préparée avec volume égal d'eau, potage végétarien*	250 ml	258	**14**	—
Soupe: *en conserve, condensée, prête-à-servir, préparée avec volume égal de lait, crème de champignons*	250 ml	258	**17**	—
Soupe: *en conserve, condensée, prête-à-servir, préparée avec volume égal de lait, crème de poulet*	250 ml	258	**16**	—
Soupe: *en conserve, condensée, prête-à-servir, préparée avec volume égal de lait, crème de tomate*	250 ml	264	**24**	—
Spaghetti: *avec boulettes de viande et sauce tomate*	250 ml	260	**41**	—
Spaghetti: *avec sauce tomate et fromage, en conserve*	250 ml	263	**41**	—

Aliment	Unité de mesure	Poids (g)	Hydrates de carbone (g)	Cholestérol (mg)
Spaghetti: *italien, avec sauce à la viande*	250 ml	307	**41**	—
Succédané de crème: *garniture en poudre, lait entier*	15 ml	6	**1**	*1*
Succédané de crème: *garniture fouettée, en bombe*	15 ml	4	**1**	*0*
Succédané de crème: *simili-crème en poudre*	5 ml	2	**1**	—
Succédané de crème: *simili-crème liquide, congelée*	15 ml	15	**3**	—
Sucre: *à glacer, non pressé*	250 ml	127	**126**	*0*
Sucre: *blanc granulé*	250 ml	211	**210**	*0*
Sucre: *blanc granulé*	15 ml	11	**11**	*0*
Sucre: *cassonade, pressée*	250 ml	232	**224**	*0*

T

Aliment	Unité de mesure	Poids (g)	Hydrates de carbone (g)	Cholestérol (mg)
Tangerine: *entière, crue, moyenne (5 ¾ cm diam.)*	1	116	**10**	*0*
Tangerine: *jus, concentré, congelé, dilué avec 3 parties d'eau*	250 ml	262	**29**	*0*

Aliment	Unité de mesure	Poids (g)	Hydrates de carbone (g)	Cholestérol (mg)
Tangerine: *jus, concentré, congelé, non dilué*	1 boîte 178 ml	210	**80**	*0*
Tangerine: *en conserve, non sucré*	250 ml	262	**26**	*0*
Tarte: *croûte de tarte, cuite (23 cm diam.)*	1 croûte	180	**79**	*0*
Tarte: *pointe, 1/6 d'une tarte de 23 cm (10 po) à la cossetarde (1 abaisse)*	1 pointe	150	**35**	*158*
Tarte: *pointe, 1/6 d'une tarte de 23 cm (10 po), au citron avec meringue (1 abaisse)*	1 pointe	140	**53**	*131*
Tarte: *pointe, 1/6 d'une tarte de 23 cm (10 po), aux bleuets (2 abaisses)*	1 pointe	160	**56**	*0*
Tarte: *pointe, 1/6 d'une tarte de 23 cm (10 po), aux cerises (2 abaisses)*	1 pointe	160	**62**	*0*
Tarte: *pointe, 1/6 d'une tarte de 23 cm (10 po), à la citrouille (1 abaisse)*	1 pointe	150	**37**	*92*
Tarte: *pointe, 1/6 d'une tarte de 23 cm (10 po), au mincemeat (2 abaisses)*	1 pointe	160	**66**	—

Aliment	Unité de mesure	Poids (g)	Hydrates de carbone (g)	Cholestérol (mg)
Tarte: *pointe, 1/6 d'une tarte de 23 cm (10 po), aux pêches (2 abaisses)*	1 pointe	165	**63**	—
Tarte: *pointe, 1/6 d'une tarte de 23 cm (10 po), aux pommes (2 abaisses)*	1 pointe	160	**61**	*0*
Tarte: *pointe, 1/6 d'une tarte de 23 cm (10 po), aux raisins (2 abaisses)*	1 pointe	120	**33**	*0*
Tarte: *vol-au-vent (10 cm diam.)*	1 vol-au-vent	28	**8**	*0*
Thé: *instantané, dilué*	250 ml	224	**tr**	*0*
Toast: *melba (voir Pain)*				
Tofu: *glacé*	1 boule	75	**25**	*0*
Tomates: *aspic*	125 ml	127	**5**	*0*
Tomates: *crues 6 par kg (5 cm x 6 cm)*	1	150	**7**	*0*
Tomates: *en conserve, non égouttées*	250 ml	254	**11**	*0*
Tomates: *jus de-, en conserve*	250 ml	256	**11**	*0*
Tonic	200 ml	195	**15**	*0*
Tourtière: *(1/6 de tourtière de 23 cm)*	1 section	139	**21**	—

Aliment	Unité de mesure	Poids (g)	Hydrates de carbone (g)	Cholestérol (mg)
V				
Veau: *foie de-, frit (8 cm x 6 cm x 6 mm)*	3 tranches	90	**4**	***394***
Vinaigre: *blanc*	15 ml	14	**1**	—
Y				
Yogourt: *aromatisé aux fruits, lait partiellement écrémé*		125	**19**	*5*
Yogourt: *glacé aux fruits*		125	**33**	—
Yogourt: *nature, lait partiellement écrémé*		125	**9**	*8*
Z				
Zucchinis: *cuits, bouillis, égouttés*	250 ml	221	**6**	*0*

Champignons farcis

250 g (½ livre) de champignons frais
1 gousse d'ail finement hachée
60 ml (¼ tasse) de margarine
1 ml (¼ c. à thé) de sel
0,5 ml (⅛ c. à thé) de poivre
30 ml (2 c. à table) de persil finement haché
30 ml (2 c. à table) d'oignon émincé
60 ml (¼ tasse) de chapelure

1. Chauffer le four à 175 °C (350 °F).
2. Nettoyer les champignons, en enlever les pieds.
3. Hacher finement les pieds des champignons et les faire sauter avec l'ail dans la margarine.
4. Ajouter le sel, le poivre, le persil et l'oignon. Retirer du feu et ajouter la chapelure.
5. Farcir chaque champignon, puis placer sur une plaque à biscuits.
6. Faire cuire de 10 à 15 minutes.

Quantité: à peu près 20 champignons.

1 champignon contient:

Cal	HC	Chol
27	1	0

Champignons italiens

250 g (½ livre) de champignons frais tranchés
185 ml (¾ tasse) de vinaigrette italienne à calories réduites.
15 ml (1 c. à table) de margarine

1. Laisser mariner les champignons dans la vinaigrette durant au moins une heure ou toute la nuit.
2. Égoutter les champignons, puis les faire sauter à la poêle dans la margarine durant 5 minutes.
3. Servir chaud avec des cure-dents ou des fourchettes à hors-d'oeuvre.

Quantité: 500 g (2 tasses)

100 ml (⅓ tasse) contiennent:

Cal	HC	Chol
28	2	0

Tomates miniatures
de la mer

40 tomates
sel
poivre
**1 boîte de 90 g (3 onces) de petites huîtres
fumées égouttées.**

1. Trancher chaque tomate de haut en bas en laissant la base attachée.
2. Assaisonner légèrement l'intérieur des tomates, puis insérer une huître au centre de chacune.

Quantité: 40 tomates.

1 tomate contient:

Cal	HC	Chol
8	1	1

Délice texan

1250 ml (5 tasses) de bretzels en bâtons
1250 ml (5 tasses) de céréales d'avoine
1250 ml (5 tasses) de céréales carrées
500 ml (2 tasses) de noix en morceaux
170 ml (⅔ tasse) d'huile
8 ml (½ c. à table) de sel d'ail
8 ml (½ c. à table) de sel d'oignon
8 ml (½ c. à table) de sel de céleri
15 ml (1 c. à table) de sauce Worcestershire

1. Réchauffer le four à 120 °C (250 °F).
2. Couvrir le fond d'une plaque à biscuits 23 cm x 32 cm (9 po x 13 po) de bretzels, céréales et noix.
3. Mélanger l'huile, les assaisonnements, la sauce Worcestershire, puis verser sur le mélange de céréales et de noix. Brasser légèrement.
4. Laisser cuire 60 minutes, en brassant légèrement de temps en temps.

Quantité: 4250 ml (17 tasses)

125 ml (½ tasse) contiennent:

Cal	HC	Chol
139	13	0

Pizza sur le pouce

1 boîte de 340 ml (10 ¾ onces) de soupe aux tomates condensée, non diluée
1 gousse d'ail hachée finement
1 ml (¼ c. à thé) d'origan séché
50 biscuits soda sans sel
375 g (¾ livre) de fromage à calories réduites
6 champignons frais tranchés
1 piment vert, coupé en fines lamelles.

1. Chauffer le four à 200 °C (400 °F).
2. Mélanger la soupe, l'ail et l'origan. Laisser reposer de 30 à 40 minutes.
3. Couvrir chaque biscuit soda de 5 ml (1 c. à thé) de sauce, d'une tranche de fromage, et soit d'une tranche de champignon, soit d'une lamelle de piment vert.
4. Mettre au four jusqu'à ce que le fromage soit fondu, à peu près 10 minutes.

Quantité: 50 pizzas

1 pizza contient:

Cal	HC	Chol
22	3	2

Trempette aux palourdes

30 ml (2 c. à table) d'oignon finement haché
15 ml (1 c. à table) de margarine
1 boîte de 200 g (7 onces) de palourdes finement émincées et égouttées
15 ml (1 c. à table) de catsup
2 à 3 gouttes de tabasco
250 ml (1 tasse) de fromage à calories réduites, coupé en cubes
5 ml (1 c. à thé) de sauce Worcestershire

1. Sauter les oignons dans la margarine.
2. Faire chauffer le reste des ingrédients en brassant constamment, jusqu'à ce que le fromage soit fondu.
3. Servir avec des légumes frais ou des tortillas.

Quantité: 500 ml (2 tasses)

15 ml (1 c. à table) contiennent:

Cal	HC	Chol
15	6	6

Trempette pour croustilles et légumes

½ **cube de bouillon de légumes**
60 ml (¼ tasse) d'eau chaude
500 ml (2 tasses) de fromage cottage à calories réduites
2,5 ml (½ c. à thé) de sel d'oignon

1. Dissoudre le cube de bouillon dans l'eau chaude.
2. Mélanger tous les ingrédients au robot culinaire jusqu'à consistance lisse.
3. Servir avec des légumes frais.

Quantité: 560 ml (2¼ tasses)

Variante:

Ajouter 0,5 ml (⅛ c. à thé) de poudre d'ail ou 10 ml (2 c. à thé de ciboulette hachée).

15 ml (1 c. à table) contiennent:

Cal	HC	Chol
11	0	

Guacamole
(trempette mexicaine)

3 avocats, sans pelures et pilés
1 tomate hachée
1 oignon haché
1 piment Jalapeño, épépiné
1 ml (¼ c. à thé) de sel
1 ml (¼ c. à thé) de poivre
2,5 ml (½ c. à thé) de sucre
60 ml (¼ tasse) de mayonnaise
60 ml (¼ tasse) de jus de citron

1. Mêler tous les ingrédients au mélangeur ou au robot culinaire.
2. Conserver dans un contenant hermétiquement fermé, avec des morceaux d'avocat au centre.
3. Servir en trempette avec des légumes frais ou des tortillas.

Quantité: environ 500 ml (2 tasses)

15 ml (1 c. à table) contiennent:

Cal	HC	Chol
50	0,2	1

Trempette à l'oignon

500 ml (2 tasses) de fromage cottage à calories réduites
15 ml (1 c. à table) de jus de citron
1 ml (¼ c. à thé) de sel
30-60 ml (2 à 4 c. à table) de lait écrémé
1 enveloppe de mélange de soupe à l'oignon déshydraté

1. Mélanger le fromage cottage, le jus de citron et le sel au robot culinaire. Ajouter le lait écrémé.
2. Verser dans un bol et ajouter le mélange de soupe à l'oignon.
3. Placer au frigo au moins 15 minutes avant de servir avec des légumes frais.

Quantité: 500 ml (2 tasses)

15 ml (1 c. à table) contiennent:

Cal	HC	Chol
13	1	1

Ailes de poulet barbecue

16 ailes de poulet, la peau et le gras enlevés
1 ml (¼ c. à thé) de sel
0,5 ml (⅛ c. à thé) de poivre
30 ml (2 c. à table) de margarine
30 ml (2 c. à table) de sucre brun bien tassé
60 ml (¼ tasse) de catsup
15 ml (1 c. à table) de moutarde préparée
15 ml (1 c. à table) de sauce Worcestershire

1. Chauffer le four à 200 °C (400 °F).
2. Couper le bout des ailes et ne conserver que la partie contenant la viande.
3. Placer sur une tôle à biscuits et assaisonner de sel et de poivre.
4. Mélanger le reste des ingrédients et verser la moitié du liquide sur les ailes de poulet.
5. Faire cuire au four durant 15 minutes.
6. Tourner les ailes, verser l'autre moitié du liquide et laisser cuire jusqu'à ce que le poulet soit tendre.

Quantité: 16 portions

1 portion contient:

Cal	HC	Chol
48	3	11

Jus de tomate aux herbes

185 ml (¾ tasse) d'eau
340 ml (1 boîte) (10¾ onces) de bouillon de
boeuf condensé, non dilué
250 ml (1 tasse) de jus de tomate
1 ml (¼ c. à thé) de marjolaine séchée
1 ml (¼ c. à thé) de thym séché
1 ml (¼ c. à thé) de tabasco
1 ml (¼ c. à thé) de sauce Worcestershire
15 ml (1 c. à table) de persil frais, haché

1. Mélanger tous les ingrédients, excepté le persil et laisser frémir dans une casserole durant
   2 minutes.
2. Servir dans un bock, garni de persil.

Quantité: 6 portions

1 portion contient:

Cal	HC	Chol
21	3	0

Poisson à la sauce citron

60 ml (¼ tasse) de margarine fondue
30 ml (2 c. à table) de jus de citron
10 ml (2 c. à thé) de sel
0,5 ml (⅛ c. à thé) de poivre
5 ml (1 c. à thé) de paprika
1 poisson frais 1000 à 1500 g (2 à 3 livres) ou
750 g (1½ livre) de filets de poisson
1 piment vert coupé en rondelles
1 oignon coupé en rondelles

1. Chauffer le four 175 °C (350 °F).
2. Mélanger la margarine, le jus de citron, le sel, le poivre et le paprika et napper le poisson.
3. Placer le piment vert, l'oignon et le poisson dans un sac à cuisson en plastique.
4. Fermer le sac et pratiquer des ouvertures tel que recommandé sur l'emballage.
5. Cuire 45 à 50 minutes (réduire le temps de cuisson si les filets sont très minces). Le poisson est cuit lorsque la chair se détache aisément à la fourchette.

Quantité: 6 portions

1 portion contient:

Cal	HC	Chol
191	3	68

Filets pochés au vin

60 ml (¼ tasse) d'oignons hachés
125 ml (½ tasse) de champignons frais, tranchés
500 g (1 livre) de filets de poisson
2,5 ml (½ c. à thé) de sel
0,5 ml (⅛ c. à thé) de poivre
60 ml (¼ tasse) de vin blanc
60 ml (¼ tasse) d'eau
60 ml (¼ tasse) de persil frais, haché

1. Chauffer le four à 175 °C (350 °F).
2. Disposer l'oignon et les champignons dans le fond d'une plaque allant au four, légèrement huilée.
3. Placer le poisson par-dessus.
4. Assaisonner avec le sel et le poivre.
5. Mélanger le vin et l'eau, puis verser sur le poisson.
6. Saupoudrer le persil.
7. Faire cuire durant 20 minutes ou jusqu'à ce que la chair du poisson se détache facilement à la fourchette.

Quantité: 4 portions

1 portion contient:

Cal	HC	Chol
119	2	68

Poulet au vin
facile et rapide

3 poitrines de poulet entières, coupées en deux, sans peau ni gras
15 ml (1 c. à table) d'huile
3 oignons coupés en quartiers
250 g (1 boîte) (8 onces) de champignons tranchés, égouttés
125 ml (½ tasse) de vin blanc sec
30 ml (2 c. à table) de persil frais, haché
½ feuille de laurier
3,7 ml (¾ c. à thé) de poudre d'ail
5 ml (1 c. à thé) de sel
2,5 ml (½ c. à thé) de poivre
125 ml (½ tasse) d'eau
500 ml (2 tasses) de carottes tranchées

1. Faire brunir le poulet dans l'huile. Égoutter le gras.
2. Ajouter le reste des ingrédients.
3. Couvrir et faire mijoter à feu doux durant 30 minutes ou jusqu'à ce que le poulet soit tendre. Ajouter de l'eau au besoin.

4. Enlever le couvercle et continuer la cuisson jusqu'à ce que le liquide soit évaporé et que le mélange épaississe.

Quantité: 6 portions

1 portion contient:

Cal	HC	Chol
153	9	45

Poulet à la chinoise

30 ml (2 c. à table) de sauce soya
30 ml (2 c. à table) de sherry sec
5 ml (1 c. à thé) de gingembre moulu, ou 2 tranches de gingembre frais, émincées
1 gousse d'ail hachée
2 poitrines de poulet entières, sans peau ni gras, désossées et coupées en bouchées
5 ml (1 c. à thé) d'huile
500 ml (2 tasses) de champignons frais, tranchés
250 ml (1 tasse) de céleri finement haché
125 ml (½ tasse) d'oignon vert haché
1 paquet de 210 g (7 onces) de fèves blanches
1 boîte de 250 g (8 onces) de châtaignes d'eau, égouttées et tranchées
15 ml (1 c. à table) de fécule de maïs
30 ml (2 c. à table) d'eau

1. Mélanger la sauce soya, le sherry, le gingembre et l'ail.
2. Laisser mariner le poulet dans le mélange durant 30 minutes à la température de la pièce. Égoutter.
3. Faire chauffer l'huile dans un wok ou dans un poêlon en fonte. Ajouter le poulet, les champignons, le céleri, l'oignon vert et les fèves. Faire sauter de 10 à 15 minutes en brassant constamment, jusqu'à ce que le poulet soit tendre et les légumes croustillants.
4. Ajouter les châtaignes d'eau.
5. Mélanger la fécule de maïs et l'eau, puis ajouter au poulet. Brasser jusqu'à épaississement.

Quantité: 4 portions

1 portion contient:

Cal	HC	Chol
159	11	45

Pâté au poulet et légumes

3 carottes en morceaux de 2,5 cm (1 po)
chacun
2 oignons hachés
45 ml (3 c. à table) de margarine
60 ml (¼ tasse) de farine
1 ml (¼ c. à thé) de thym séché
2,5 ml (½ c. à thé) de sel
1 ml (¼ c. à thé) de poivre
500 ml (2 tasses) de bouillon de poulet
500 ml (2 tasses) de poulet cuit ou de dinde
cuite, finement coupé
1 croûte à tarte de 22,5 cm (9 po) de diamè-
tre, non cuite.

1. Cuire les carottes et les oignons dans un peu
   d'eau jusqu'à ce que les légumes soient pres-
   que cuits. Égoutter.
2. Chauffer le four à 200 °C (400 °F).
3. Dans une casserole, faire fondre la margarine.
   Ajouter la farine, le thym, le sel et le poivre.
   Ajouter ensuite le bouillon, puis brasser
   jusqu'à épaississement.
4. Placer les légumes et le poulet dans une casserole d'une contenance de deux litres et
   ajouter la sauce.
5. Couvrir avec la pâte à tarte, en fermant bien
   les côtés. Pratiquer des petites incisions sur

le dessus, afin de laisser sortir la vapeur durant la cuisson.
6. Cuire au four 30 minutes ou jusqu'à ce que la croûte soit bien dorée.

Quantité: 6 portions

Variante:
Ajouter 1 boîte 250 g (8 onces) de pois égouttés, du céleri coupé ou d'autres légumes coupés.

1 portion contient:

Cal	HC	Chol
328	25	35

Scallopini de veau

30 ml (2 c. à table) de farine
5 ml (1 c. à thé) de sel
1 ml (¼ c. à thé) de poivre
1 ml (¼ c. à thé) de basilic séché
1 ml (¼ c. à thé) d'origan séché
500 g (1 livre) d'escalopes de veau
30 ml (2 c. à table) d'huile
1 oignon haché
1 gousse d'ail écrasée
125 ml (½ tasse) de vin
250 g (½ livre) de champignons frais
30 ml (2 c. à table) de persil frais, haché
paprika (facultatif)

1. Combiner la farine, le sel, le poivre, le basilic et l'origan.
2. Passer les escalopes dans la farine assaisonnée puis brunir dans l'huile.
3. Ajouter l'oignon, l'ail et le vin. Couvrir et laisser cuire 20 minutes. Ajouter plus de vin si nécessaire.
4. Ajouter les champignons et le persil.
5. Couvrir et laisser chauffer de 5 à 10 minutes, jusqu'à ce que la viande et les champignons soient tendres.

Quantité: 4 portions

1 portion contient:

Cal	HC	Chol
266	8	78

Côtelettes de veau au lait de beurre

500 g (1 livre) de côtelettes de veau
125 ml (½ tasse) de lait de beurre
125 ml (½ tasse) de chapelure
2,5 ml (½ c. à thé) de sel
0,5 ml (⅛ c. à thé) de poivre
45 ml (3 c. à table) de margarine

1. Tremper les côtelettes dans le lait de beurre puis les passer dans la chapelure, saler et poivrer.
2. Dans un poêlon, faire fondre la margarine. Laisser brunir les côtelettes à feu doux 5 minutes de chaque côté.

Quantité: 4 portions

1 portion contient:

Cal	HC	Chol
301	11	78

Veau au curry

250 ml (1 tasse) d'oignon tranché
125 ml (½ tasse) de céleri haché
1 pomme, sans coeur et tranchée
45 ml (3 c. à table) de margarine
500 ml (2 tasses) de veau cuit, coupé en morceaux
20 ml (4 c. à thé) de farine
5 ml (1 c. à thé) de poudre de curry
250 ml (1 tasse) de bouillon de boeuf
15 ml (1 c. à table) de jus de citron
2,5 ml (½ c. à thé) de sel
1 ml (¼ c. à thé) de poivre

1. Sauter l'oignon, le céleri et la pomme dans la margarine, jusqu'à ce que les légumes soient tendres. Retirer de la casserole.
2. Brunir légèrement le veau dans la même casserole, puis retirer.
3. Mélanger la farine, la poudre de curry et le bouillon jusqu'à consistance lisse. Ajouter le jus de citron, le sel et le poivre.

4. Remettre les légumes et le veau dans la casserole et réchauffer.
5. Servir sur un lit de riz si désiré.

Quantité: 4 portions

1 portion contient:

Cal	HC	Chol
230	11	52

Spaghetti rapide aux boulettes de viande

1 gousse d'ail écrasée
1 oignon haché
½ piment vert haché
15 ml (1 c. à table) d'huile
1 boîte de 473 ml (16 onces) de tomates, non égoutté
1 boîte de 532 ml (18 onces) de sauce tomate
2,5 ml (½ c. à thé) de sel
1 ml (¼ c. à thé) de poivre
2,5 ml (½ c. à thé) d'origan séché
1 paquet de 250 g (8 onces) de spaghetti
125 ml (½ tasse) de mie de pain fraîche
30 ml (2 c. à table) de lait écrémé
500 g (1 livre) de boeuf haché très maigre
2,5 ml (½ c. à thé) de sel

1. Sauter l'ail, l'oignon et le piment vert dans l'huile jusqu'à ce que les légumes soient tendres.
2. Ajouter les tomates, la sauce tomate, le sel, le poivre et l'origan. Laisser mijoter 15 minutes.
3. Cuire le spaghetti tel qu'indiqué sur l'emballage.
4. Pendant la cuisson du spaghetti, mélanger la mie de pain, le lait, la viande et le sel. Former 24 petites boulettes de viande. Brunir dans un poêlon. Égoutter le gras.
5. Ajouter les boulettes de viande à la sauce et laisser mijoter durant 5 à 10 minutes.
6. Servir chaud sur le spaghetti égoutté.

Quantité: 6 portions

1 portion contient:

Cal	HC	Chol
295	32	52

Pizza

Pâte

1 paquet de levure

420 ml (1⅔ tasse) d'eau tiède 35-40 °C (95-105 °F)

45 ml (3 c. à table) d'huile

1000 ml (4 tasses) de farine

5 ml (1 c. à thé) de sel

Sauce tomate

250 ml (1 tasse) d'oignon finement haché

45 ml (3 c. à table) d'huile

1 gousse d'ail écrasée

2 boîtes de 453 ml (16 onces) chacune de tomates, non égouttées, coupées en morceaux

1 boîte de 170 g (6 onces) de pâte de tomate

15 ml (1 c. à table) d'origan séché

5 ml (1 c. à thé) de basilic séché

1 feuille de laurier

5 ml (1 c. à thé) de sel

Garniture

250 g (8 onces) de fromage à calories réduites, tranché

1 boîte de 125 g (4 onces) d'anchois

60 g (¼ livre) de champignons frais, tranchés

250 ml (1 tasse) de piment vert, haché

500 g (1 livre) de boeuf haché très maigre

Pâte

1. Dissoudre la levure dans l'eau tiède. Ajouter l'huile, la farine et le sel.
2. Placer sur une surface enfarinée et pétrir jusqu'à ce que la texture soit lisse et molle.
3. Mettre la pâte dans un bol huilé et retourner afin de huiler toute la surface. Couvrir et laisser reposer jusqu'à ce que le volume double (1½-2 heures). À ce moment, la pâte peut être réfrigérée pour un jour ou deux, ou congelée après avoir donné un bon coup avec le poing au centre de la pâte.
4. Chauffer le four à 200 °C (400 °F).
5. Abaisser à nouveau la pâte avec le poing, puis laisser augmenter de volume encore quelques minutes. Diviser en deux, puis étendre sur deux plaques huilées de 35 cm (14 po).
6. Ajouter la sauce tomate (voir les instructions ci-dessous) et étaler la garniture.
7. Chauffer au four durant 20 à 25 minutes.

Sauce

(à préparer pendant que la pâte repose)

1. Sauter les oignons dans l'huile, jusqu'à ce qu'ils soient tendres. Ajouter l'ail et cuire 2 minutes. Ajouter le reste des ingrédients et laisser mijoter 60 minutes à découvert. Brasser de temps à autre.

2. Retirer la feuille de laurier. Pour une sauce plus lisse, réduire le mélange en purée ou passer au travers d'un tamis.

Quantité: 2 pizzas

NOTE: La moitié de la pâte et de la sauce peut être congelée tout de suite après l'étape 3.

⅛ de pizza contient:

Cal	HC	Chol
271	32	34

Brochettes du jardin

125 ml (½ tasse) d'huile
125 ml (½ tasse) de vinaigre de vin
125 ml (½ tasse) d'oignon haché
5 ml (1 c. à thé) de sel
2,5 ml (½ c. à thé) de poudre d'ail
2,5 ml (½ c. à thé) de poivre
1 kg (2 livres) de boeuf maigre ou d'agneau, coupé en cubes de 2,5 cm (1 po)
10 à 15 petits oignons blancs ou 3 oignons jaunes, coupés en quartiers
1 piment vert coupé en morceaux
60 g (¼ livre) de champignons frais, entiers
10 à 15 tomates miniatures

1. Mélanger l'huile, l'oignon, le sel, la poudre d'ail, le vinaigre et le poivre. Verser sur les cubes de viande et laisser mariner durant plusieurs heures ou toute la nuit, au réfrigérateur.
2. Retirer la viande de la marinade. Placer la viande et les légumes sur des brochettes en alternant. Badigeonner de marinade.
3. Cuire à *broil* de 6 à 8 minutes, retourner une fois, puis continuez la cuisson jusqu'à ce que la viande soit tendre.

Quantité: 8 portions

1 portion contient:

Cal	HC	Chol
271	6	78

Brochettes polynésiennes

5 ml (1 c. à thé) de moutarde sèche
1 ml (¼ c. à thé) de gingembre moulu
1 ml (¼ c. à thé) de poivre
1 gousse d'ail écrasée
45 ml (3 c. à table) de sauce Worcestershire
45 ml (3 c. à table) de jus de citron
45 ml (3 c. à table) d'huile

1 boîte de 200 g (7 onces) d'ananas en morceaux, conservé dans son jus. Égoutter et conserver le liquide
1 kg (2 livres) de steak dans la ronde, coupé en lamelles de 1 cm (1/2 po) de largeur
1 piment vert coupé en morceaux de 2,5 cm (1 po)

1. Combiner la moutarde, le gingembre, le poivre, l'ail, la sauce Worcestershire, le jus de citron, l'huile et 60 ml (¼ tasse) de jus d'ananas. Incorporer les lamelles de boeuf, puis laisser mariner 4 heures ou toute la nuit.
2. Piquer les lamelles de boeuf en accordéon sur des brochettes, en alternant avec l'ananas et le piment vert.
3. Cuire au four à *broil,* à environ 10 cm (4 po) de la source de chaleur, de 6 à 8 minutes. Retourner les brochettes et laisser cuire jusqu'à ce que la viande soit tendre. Badigeonner de marinade de temps à autre.

Quantité: 8 portions

1 portion contient:

Cal	HC	Chol
238	7	78

Côtelettes de porc
au riz espagnol

500 g (1 livre) de côtelettes de porc, maigres
60 ml (¼ tasse) d'oignon haché
60 ml (¼ tasse) de piment vert haché
450 g (1 boîte) (16 onces) de tomates, non égouttées
1 boîte de 225 g (8 onces) de sauce tomate
5 ml (1 c. à thé) de sel
250 ml (1 tasse) d'eau
250 ml (1 tasse) de riz instantané, non cuit

1. Brunir les côtelettes dans un grand chaudron. Égoutter le gras.
2. Incorporer le reste des ingrédients.
3. Laisser mijoter 20 minutes, en ajoutant de l'eau si nécessaire, jusqu'à ce que le riz soit tendre.

Quantité: 4 portions

1 portion contient:

Cal	HC	Chol
344	36	75

Macaroni au fromage

375 ml (1½ tasse) de macaroni en coudes, non cuits
45 ml (3 c. à table) de margarine
30 ml (2 c. à table) de farine
2,5 ml (½ c. à thé) de sel
1 ml (¼ c. à thé) de poivre
1 ml (¼ c. à thé) de moutarde sèche (facultatif)
500 ml (2 tasses) ~~d'oignon haché~~ *Lait*
125 ml (½ tasse) d'oignon haché
500 ml (2 tasses) de fromage à calories réduites, en cubes
Paprika

1. Cuire les macaronis dans l'eau bouillante, jusqu'à ce qu'ils soient tendres.
2. Chauffer le four à 175 °C (350 °F).
3. Dans une casserole, faire fondre la margarine. Ajouter la farine, le sel, le poivre et la moutarde.
4. Brasser en ajoutant le lait, jusqu'à ce que le mélange épaississe et fasse des bulles en surface.
5. Ajouter l'oignon et le fromage. Bien brasser jusqu'à ce que le fromage soit fondu.

6. Ajouter les macaronis. Verser dans une casserole allant au four, graissée de margarine. Saupoudrer de paprika.
7. Cuire au four de 35 à 40 minutes.

Quantité: 6 portions

1 portion contient:

Cal	HC	Chol
239	27	15

Piments farcis

4 piments verts
60 ml (¼ tasse) d'oignon haché
30 ml (2 c. à table) de margarine
250 ml (1 tasse) de riz à grain long, ou de riz brun, non cuit
500 ml (2 tasses) d'eau
2,5 ml (½ c. à thé) de poudre d'ail
2,5 ml (½ c. à thé) de sel
2,5 ml (½ c. à thé) de paprika
5 ml (1 c. à thé) de sauce Worcestershire
250 g (1 boîte) (8 onces) de tomates, non égouttées
2,5 ml (½ c. à thé) d'origan séché
2,5 ml (½ c. à thé) de basilic séché
substitut d'oeuf (l'équivalent de 2 oeufs)

283 g (½ paquet) (10 onces) de pois verts congelés, décongelés
125 ml (½ tasse) de fromage à calories réduites, coupé en cubes

1. Chauffer le four à 175 °C (350 °F).
2. Couper le dessus des piments. Retirer les pépins et la membrane intérieure. Faire bouillir les piments dans l'eau salée 5 minutes. Égoutter.
3. Cuire l'oignon dans la margarine jusqu'à ce qu'il soit tendre.
4. Ajouter le riz, l'eau, la poudre d'ail, le sel, le paprika, la sauce Worcestershire, les tomates, l'origan et le basilic. Couvrir et cuire à feu doux jusqu'à ce que le riz ait absorbé tout le liquide et soit tendre.
5. Ajouter le substitut d'oeuf, les pois et le fromage au mélange de riz.
6. Farcir les piments, puis placer dans une casserole allant au four.
7. Cuire 20 minutes.

Quantité: 4 portions

1 portion contient:

Cal	HC	Chol
368	54	10

Pita végétarien

250 ml (1 tasse) de lait écrémé
30 ml (2 c. à table) de farine
0,5 ml (⅛ c. à thé) de poivre
0,5 ml (⅛ c. à thé) de sauge séchée
15 ml (1 c. à table) de persil frais, haché
125 ml (½ tasse) de piments vert haché
1 branche de céleri haché
310 ml (1¼ tasse) de pois congelés,
décongelés
250 ml (1 tasse) de carottes hachées
85 ml (⅜ tasse) d'oignon haché
310 ml (1¼ tasse) de maïs congelé, décongelé
125 g (1 boîte) (4 onces) de châtaignes d'eau
dans l'eau, égouttées (facultatif)
1 boîte de 125 g (4 onces) champignons tranchés, égouttés (facultatif)
125 ml (½ tasse) de riz cuit
250 g (8 onces) de tofu, pressé et égrené
3 pains pita

1. Chauffer le four à 175 °C (350 °F).
2. Combiner le lait, la farine, le poivre, la sauge
   et le persil, dans une grande casserole.
   Chauffer en brassant constamment, jusqu'à
   ce que la sauce épaississe.
3. Ajouter les légumes et le tofu, puis chauffer
   environ 5 minutes.

4. Remplir les pains pita du mélange. Cuire au four durant 25 minutes.

Quantité: 3 portions

1 portion contient:

Cal	HC	Chol
476	90	1,3

Brocoli au sésame

15 ml (1 c. à table) de graines de sésame
15 ml (1 c. à table) de jus de citron
15 ml (1 c. à table) de sauce soya
1 ml (¼ c. à thé) de sel
283 g (1 paquet) (10 onces) de brocoli surgelé
ou
500 g (1 livre) de brocoli frais, cuit et égoutté

1. Étendre les graines de sésame sur une plaque à biscuits et cuire au four à 175 °C (350 °F) de 5 à 10 minutes ou jusqu'à ce que les graines aient bruni.
2. Mélanger le jus de citron, la sauce soya, le sel et les graines de sésame. Chauffer jusqu'à ébullition.
3. Verser sur les brocolis et bien les enrober.

Quantité: 4 portions

1 portion contient:

Cal	HC	Chol
33	4	0